"六·五"世界环境日系列宣传手册

怎样喝到 健康的水

燕鲁创作工作室　编

U0251842

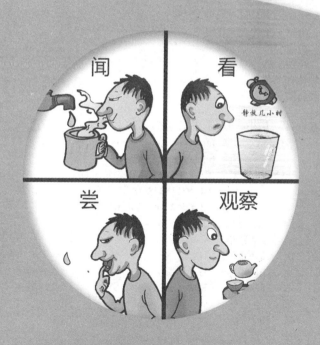

中国环境出版社·北京

图书在版编目（CIP）数据

怎样喝到健康的水/燕鲁创作工作室编.—北京：中国环境出版社，2016.4

（"六·五"世界环境日系列宣传手册）

ISBN 978-7-5111-2784-6

Ⅰ.①怎… Ⅱ.①燕… Ⅲ.①饮用水－给水卫生－普及读物 Ⅳ.①R123.9-49

中国版本图书馆CIP数据核字（2016）第090470号

出 版 人	王新程		
策划编辑	葛 莉		
责任编辑	董蓓蓓	宾银平	郑中海
撰 文	邓延陆	彭玉兰	
绘 图	陈晞	林翠	
装帧设计	林翠		
责任校对	扣志红		

出版发行 中国环境出版社（100062 北京市东城区广渠门内大街16号）

网　　址：http://www.cesp.com.cn

电子邮箱：bjgl@cesp.com.cn

联系电话：010-67112765（编辑管理部）

010-67113412（第二分社）

发行热线：010-67125803 010-67113405（传真）

印 刷	北京中科印刷有限公司
经 销	各地新华书店
版 次	2016年5月第1版
印 次	2016年5月第1次印刷
开 本	787×1092 1/32
印 张	1
字 数	30千字
定 价	3元

目　录

编者的话

水、空气和食物是人类生命和健康的三大要素。人体重量的 50%～60% 由水组成，儿童体内的水分更高达 80%，而我们的指挥中心——大脑，90% 都是水。水是我们人体的主要组成成分，我们身体中的所有代谢都在细胞水环境中完成。可以说，没有水就没有生命。

清洁的水，是人的生命之源，又是健康之本；被"弄脏"的水，有可能是很多癌症与怪病的致病之源。所以说水质的好坏跟我们生命和健康质量有直接的关系。

水是如此的重要，可是，我们的环境却日趋恶化。随着工业的发展，人口的增加，盲目地追求经济利益最大化，水源污染日益严重，水污染事件也频繁发生。人们的饮用水安全受到了越来越严重的威胁。

如何应对水污染，保障饮水安全，掌握科学的用水知识就显的特别重要。这正是编辑出版我们这本书的目的与期待。

本书在编绘时引用了部分资料，因种种原因无法与原作者取得联系，敬请谅解。

水——"生命之源"

水是生命的源泉。地球上有生命，其中一个重要原因就是因为地球上有大量的水。

太阳、海洋和大气像一个巨大的蒸馏装置，时刻不停地运转着。吸收太阳辐射后，水分子从海洋、河流、

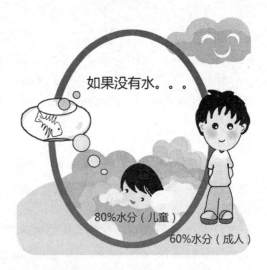

如果没有水。。。

80%水分（儿童）

60%水分（成人）

湖泊、潮湿土壤和其他潮湿表面蒸发到大气中去；生长在地表的植物，通过茎叶的蒸发将水扩散到大气中，植物的这种蒸发作用通常又称为蒸腾。通过蒸发和蒸腾的水，水质都得到了纯化，是清洁水。水分子进入大气后，变为水汽随气流运动，在适当条件下，遇冷凝结形成降水，以雨或雪的形式降落到地面。降水不但给地球带来淡水，养育了千千万万的生命。

1. "择水而居"——从古到今的选择

"鸟择林而栖，人择水而居"。古老的文明皆发祥于水域，能人志士出于山清水秀之间。世界上的几大文明都和水有关系。

尼罗河流域的古埃及
文明、两河流域的巴
比伦文明、恒河流域
的古印度文明、黄河
与长江流域的华夏文
明都是如此。水是生
命的摇篮，是文明的
渊薮。择水而居，不
仅仅是人类物质需求
的彰显，古往今来，
人们一直以水承载精
神家园，以水成就终

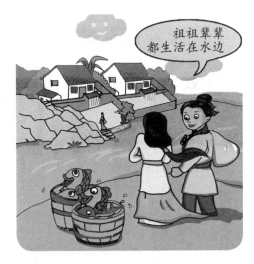

极梦想。假若没有水，或许没有如今的现代文明。

2."抢水就砍头"——"刑"字的来历

在古代的中国，尤其是在我国古代的中原地区，水资源十
分紧缺，而挖井汲取地下水是维系人们生命的主要措施。奴隶
主为了防止有人抢水喝，就派人拿着刀守卫在井口，谁抢水就
把谁的头砍掉，这就叫用"刑"。"刑"字的左半部分逐渐由"井"
字演变为"开"字，被赋予"开刀问斩"的意思。

为了保护好饮用水源，"立刀守井"便成为维护社会秩序、
保障饮水需求的必要措施，"刑"字也由此产生和演化。

水为什么越来越"金贵"?

1. 水是"金贵"的么?

地球是一个蓝色的星球,在太阳系中独一无二。这是因为地球表面覆盖着一层水。地球拥有的水量约为 13.86 亿千米^3。其中,96.5% 在海洋里;1.76% 在冰川、冻土、雪盖中,是固体状态;1.7% 在地下;余下的,分散在湖泊、江河、大气和生物体中。但是,人类真正能够利用的淡水资源仅占地球总水量的 0.26%。可以这样形象地比喻,在地球这个"大水缸"里,可以用的水只有"一汤匙"。

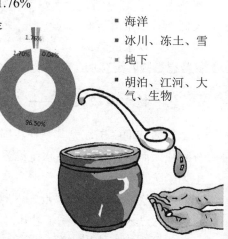

- 海洋
- 冰川、冻土、雪
- 地下
- 湖泊、江河、大气、生物

1.76%
1.70% 0.04%
96.50%

水资源所占比例

2. 遍布全球的水污染

水的"金贵"一方面缘于世界人口数字攀升,对水的需求日益增长,可利用的淡水资源在变少。另一方面缘于水质在下降。在美国,24 座大城市的饮用水中检测出抗生素、镇静剂和性激素等多种药物成分，至少 4 100 万人在饮用这种会对人体健康造成慢性损害的水；据研究显示，每年多达 1 950 万名美国人因为水中传播的细菌、病毒和寄生虫而生病。

　　水中的那些危害人类健康的物质，是人类把它们送进下水道，进入江河、雨水的循环，又回到饮用水，被人类喝进身体。目前，全世界每年约有 4 200 多亿米^3 的污水排入江河湖海，每天约有数百万吨垃圾倒进河流、湖泊和小溪，污染了 5.5 万亿米^3 的淡水，这相当于全球径流总量的 14% 以上。

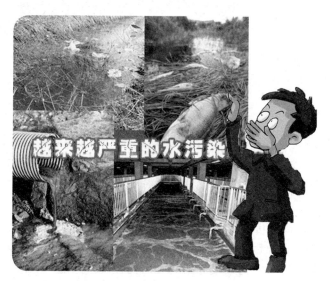

越来越严重的水污染

3."五湖四海"水质堪忧

　　由于水污染，我国"五湖四海"水质堪忧。2014 年，长江、黄河、珠江、松花江、淮河、海河、辽河七大流域和浙闽片河流、西北诸河、西南诸河的国控断面中，较好（Ⅰ～Ⅲ类）水质断面占 71.2%，而较差（Ⅳ～Ⅴ类）水质断面占 19.8%，极差（劣Ⅴ类）水质断面占 9.0%，与 2013 年基本持平。主要污染指标为化学需氧量、五日生化需氧量和总磷。

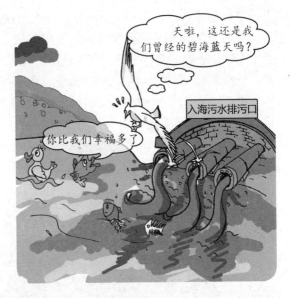

全国 62 个重点湖泊（水库）中，7 个湖泊（水库）水质为Ⅰ类，11 个为Ⅱ类，20 个为Ⅲ类，15 个为Ⅳ类，4 个为Ⅴ类，5 个为劣Ⅴ类。各级别水质的湖泊（水库）比例同比无明显变化。主要污染指标为总磷、化学需氧量和高锰酸盐指数。

在全国 202 个地级及以上城市开展了地下水水质监测中，水质为较差及极差级的监测点比例高达 61.5%，同比有所下降。主要超标指标为总硬度、溶解性总固体、铁、锰、"三氮"（亚硝酸盐氮、硝酸盐氮和氨氮）、氟化物、硫酸盐等。

全国近岸海域国控监测点中，一类至三类海水占 73.8%；四类及劣四类占 26.2%。主要污染指标为无机氮和活性磷酸盐，点位超标率分别为 31.2% 和 14.6%。

4. 危及饮水安全的"群魔"

水是很好的溶剂,许多物质都能溶解于水中,经过水体的自我净化,人们能够得到安全的饮用水。但是现在的水已经不再纯洁,而受到"群魔"的围攻阻击——污染。

水的污染有两类:一类是自然污染;另一类是人为污染。当前对水体危害较大的是人为污染。使水遭到污染的"群魔"——污染物主要有以下几类:

□**病原体**

如病毒、病菌和寄生虫等。

□**重金属污染物**

大都来自矿山、冶炼、电镀、化工等废水,它们会富集在生物体中,通过食物链危害人类健康。

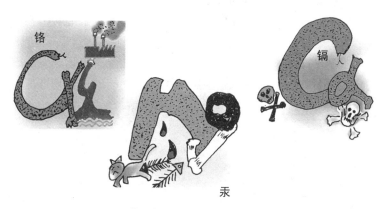

进入水里的几种主要污染物

□剧毒污染物

主要是氰化物、氟化物和难分解的有机污染物，也大都来自矿山、冶炼、电镀、化工废水，与重金属污染物一样会富集在生物体中，通过食物链危害人类健康。

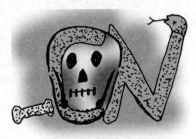

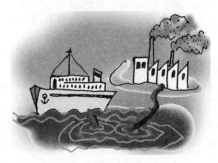

□石油类污染物

多发生在海洋、江河和湖泊中，主要来自油船的事故泄露、海底采油、油船压舱水以及陆上炼油厂和化工厂的废水。

□营养性污染物

在生活用水、造纸和食品、炼油、合成洗涤剂等工业污水中，大都含有蛋白质、油脂、碳水化合物、木质素等有机物或氮、磷等营养物，这些污染物进入水体后，会使水体含氧量减少，水体出现臭味和富营养化，引起藻类及其它浮游生物暴发性繁殖，危害鱼虾、贝类等水生生物的生存，并能通过食物链危害人体健康。

人们在呼唤"健康水"

人体疾病的 80% 与水污染有关，由水传播的 40 多种疾病在世界范围内迄今为止仍未得到有效的控制。人们在呼唤"健康水"。

1. 污染的水有多大危害？

水被污染后，不仅影响经济发展，更会引起各种疾病，危害人们的健康。

通过病原体传染疾病

通过饮用或接触受病原体污染的水会传播疾病。例如霍乱、病毒性肝炎中的甲型肝炎、戊型肝炎，脊髓灰质炎、细菌性和阿米巴性痢疾、伤寒和副伤寒、钩端螺旋体病、血吸虫病，以及感染性腹泻都是由摄入或接触含病原体的水而引起的。

化学污染引起的毒害

据世界卫生组织报告，全世界各地的水体中已查出 2 221 种化学物质，除砷、铬、镍、铍等重金属污染物之外，存在于饮用水中的有害有机污染物多达 765 种。这些化学物质在水中残留时间长，多数不易被降解，可直接对人体产生毒害作用，甚至引起公害病。某些有致癌作用的化学物质，如苯胺及其他芳烃、氯代烃、氯代芳烃污染水体后，可以在悬浮物、底泥和水生生物体内蓄积起来。人们如果长期饮用含有这些物质的水或者食用体内蓄积有这些物质的生物，就很容易诱发癌症。

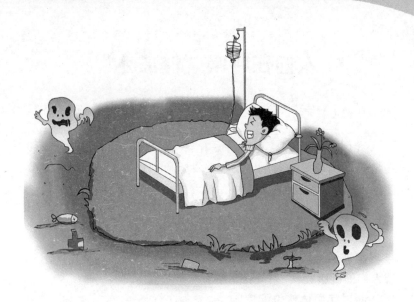

藻类中的藻毒素对水质的污染，人们常用的高温等方式都不能消除，煮沸、泡茶对微囊藻毒素不起什么作用，麦饭石、明胶及紫外线等对其也无可奈何。

2. 判别水质好坏的四招

世界卫生组织有一个基本的定义，"健康水"首先肯定是干净的水，安全是前提，水里不能含有对身体有害、有毒的物质；第二，它一定是含有矿物质的水；第三，水呈弱碱性。能够具备这三点，我们就认为它应该是健康的水，对我们人体健康非常有利。

在正常情况下，自来水厂出水时都达标，饮用自来水主要的污染还是来自管道中的二次污染，我们可以根据自身的生活经验来检测，认真做好闻、看、尝、察，凭感官一般也可以大致判断饮用水水质尤其是自来水水质的好坏。

□用鼻子闻

用杯子从自来水水龙头上接一杯水，然后用鼻子闻一闻，如果闻到有刺鼻性的气味，即说明了水中的余氯超标！可以考虑在自来水的终端安装家用净水器进行净化处理。

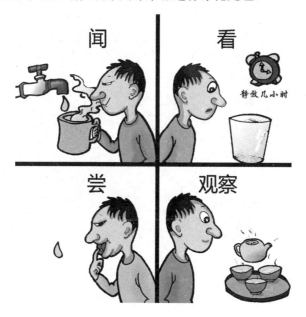

□用眼睛看

好水自然是清彻透明的，可以用透明度较高的玻璃杯接满一杯水，对着光线看有水中有没有无悬浮物、杂质微粒；然后把水杯静放几个小时，观察杯底是否有沉淀物。如果我们肉眼都观察到有悬浮物、沉淀物，那么说明水中悬浮杂质已超标，要考虑安装家用净水器在自来水的终端进行净化处理。

□用舌尖尝

拿起装满自来水的杯子（注意不要用白开水，因为经过热煮高温反应，水中的成份已变）用舌尖轻尝一下自来水，如果很硬同时又带点异味，那么说明水中的余氯超标！

□仔细观察

用自来水泡茶，如果茶水变黑了，说明自来水中铁、锰重金属超标，这时候就应当选择能过滤重金属的净水器。

还要看看家里烧水的设备，如烧水的热水器、电热壶、开水壶，内壁如果结了一层黄垢，那就说明了水中的钙盐、镁盐含量过高，硬度过高，这时就要选择把水软化处理，否则长期饮用高硬度的水，不仅多耗能，而且对身体健康不利。

怎样才有健康的水？

在环境污染日趋严重的今天，现代社会在为现代人的生活提供无所不尽的便利的同时，也带来了负面的东西——垃圾、污染，水污染危及饮水安全。近几年，我国的水污染事故每年都在 1700 起以上，中国饮水安全面临水污染的严峻挑战。

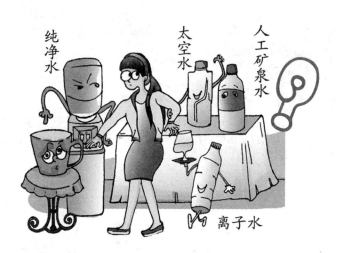

1. 从我做起——保护水资源

要得到健康的水，首先就要从我做起，改变那些不良生活习惯，自觉地不干污染水源的蠢事。

我们每一个人都可以从以下几方面入手，自觉保护"生命的源泉——水资源：

　　□不往江河湖海与水库等饮用水水源倾倒生活污水

　　□不在江河湖海与水库等饮用水水源保护地倾倒、堆放生活垃圾

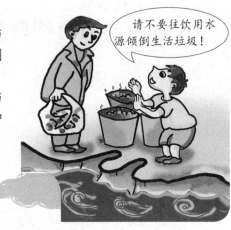

请不要往饮用水源倾倒生活垃圾！

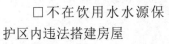

禁止游泳

　　□不在饮用水源保护区内游泳

　　□不在饮用水水源保护区内开办餐饮旅游业

　　□不在饮用水水源保护区内违法搭建房屋

　　□不在饮用水水源地养殖水产

　　□积极参加在饮用水水源地植树造林，涵养水源

　　□随手关水龙头，堵

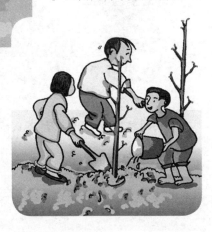

住"长流水"

□ "一水多用"节约
水资源

2. 主动维权——"盯紧"污染企业

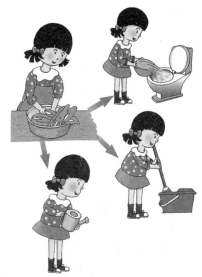

《中华人民共和国水污
染防治法》赋予了我们保护
水环境的义务与权利："任
何单位和个人都有义务保护
水环境，并有权对污染损
害水环境的行为进行检举"。
因此，只要发现身边的污染

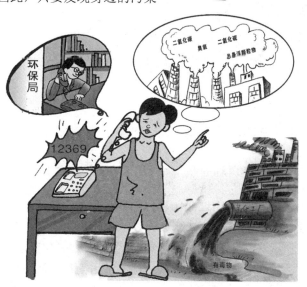

企业在偷偷地非法排污，可以立即拨打全国统一的环境保护热线电话"12369"进行举报。

如果发现自己与家人受到水污染的严重侵害，可以到当地人民法院控告往水体排污的企业，依靠法律制止污染企业的非法排污行为，并且向排污企业索赔经济损失和身体健康损害损失。

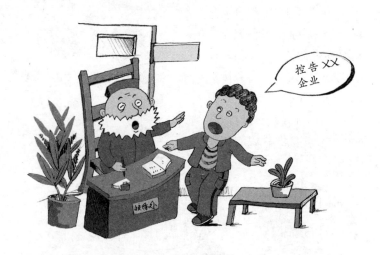

3. 饮用水净化方法多多

有时候，饮用水有浑浊、变色等现象，感官征状不好，在这种情况下就需要对饮用水进行处理。

饮用水净化可分为物理净化和化学消毒两类。物理净化方法有加热法、过滤法、沉淀法、紫外线法、超声波法等。化学净化方法有加氯法、臭氧法、重金属离子法或其他氧化剂法等。

适宜于家庭或小单位对饮用水净化的常用简易方法主要有

以下几种:

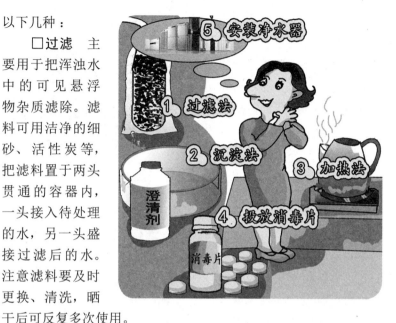

□**过滤** 主要用于把浑浊水中的可见悬浮物杂质滤除。滤料可用洁净的细砂、活性炭等,把滤料置于两头贯通的容器内,一头接入待处理的水,另一头盛接过滤后的水。注意滤料要及时更换、清洗,晒干后可反复多次使用。

□**沉淀** 主要用于使用沉淀剂(澄清剂)把浑浊水中的可见悬浮物杂质凝絮沉淀后去除。常用的沉淀剂(澄清剂)是明矾,直接投入盛装待处理水的容器里,待水中的悬浮物杂质凝絮沉淀后,取上面的水使用。

□**加热** 把饮用水煮沸烧开再饮用,是最简单易行、安全有效的饮用水消毒方法。

□**投放消毒片** 常用的消毒剂为漂精片或泡腾片。将漂精片或泡腾片放入碗中压碎,加水搅拌至溶解,然后取清液倒入缸(桶)中,不断搅动使之与水混合均匀,盖上缸(桶)盖,30分钟后水中有轻微的氯气味即可使用。

□**安装使用净水器** 在自来水管上安装使用净水器方便、

快捷。市面上常见的家用净水器有活性炭净水器、RO 反渗透膜净水器和超滤净水器等，净水器的净化程度越高，产生的不可饮用的废水越多，而且需要经常更换或反冲洗滤芯。如果净水器过滤效果不好或者滤芯没有及时更换或反冲洗，水质反而不如自来水。

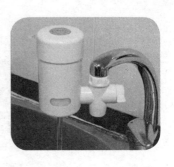

4. 让自来水变成"健康水"

一般说来，自来水是很规范的安全水，但是它跟"健康水"差得很远。尤其是当自来水厂的取水源受到一定程度的污染时，自来水厂就要投放大量的消毒剂，水中会含有较多的余氯。尤其是水中含有对人体有害的亚硝酸盐时，生水经过加热烧开后，亚硝酸盐含量会增高。若亚硝酸盐在体内积累，往往会给人带来血液性疾病。

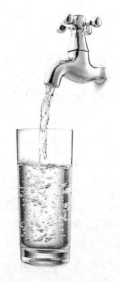

应做到①不喝隔夜水，停水 6 个小时应打开水龙头放水 1～3 分钟后再使用；②不食用长时间加热的水；连续加热的水最好不要作为饮用水或做饭，因为水中的铅含量要比普通冷水高出很多倍。③不要一烧开就喝，应在水开后 3 分钟再熄火。

5. 勿喝
"千沸水"

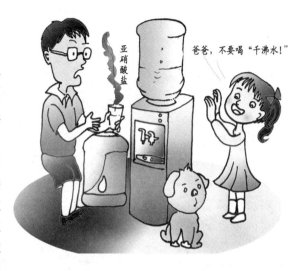

亚硝酸盐

爸爸，不要喝"千沸水！"

对家庭常用的热水器，如果不及时开关电源的话，流出来的饮用水是"千沸水"。这种饮用水既不卫生又不安全，尤其是在使用天然矿泉水或者人工矿化水的桶装水时，频繁地加热会促进桶装水中的矿物质与外界空气中的氮结合生成具有致癌作用的亚硝酸盐。

6. 纯净水并非上品

据报载，某儿童医院先后收治了 9 名肌肉震颤、眼皮发抖的孩子，经过专家检查，认为是由于长期、大量饮用"纯净水"，缺钙缺钾所致！

所谓"纯净水"，就是将天然水经过经过电渗析、离子交换、超级过滤、臭氧杀菌处理等若干道工序，进行提纯和净化的水。这些纯净水一方面去除了对人体有害的病菌、有机物和某些有毒元素，但是另一方面，也去除了对人体健康有益的微量元素和人体必需的矿物质。我国不少心血管病专家认为：长期饮用矿物质少的"软水"，是造成动脉粥样硬化和营养失衡的原因之一。这是因为人们饮水是人体从自然环境摄取钾、钙、镁等无机矿物质和微量元素的重要途径。经常饮用纯净水，人体所需要的钾、

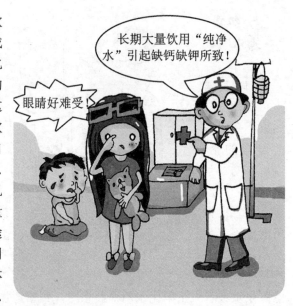

钙、镁、锌、硒、氟等多种微量元素也没有了。时间一长，必然会造成人体的营养失衡。

7. 矿泉水利弊参半

"纯净水"并非"健康水"，那么含矿物质较多的矿泉水（包括天然矿泉水和人工矿化水）是不是"健康水"呢？

矿泉水中的微量元素能参与人体内激素、核酸的代谢，应该说是人体所需要的保健成分，但对其进行生理化学研究后的结果表明：有许多矿泉水不符合卫生要求，即使卫生合格的矿泉水，因人的身体条件不同，所需微量元素种类和数量也不同，所以矿泉水中的微量元素和离子也并非对人人都有益。此外，一些劣质矿泉水中还含有极微量的铅、汞、镉等有毒有害元素。

人体内微量元素摄入过量比摄入不足对人体更有害，因此，生理保健专家特别指出：微量元素不可乱补。矿泉水虽然含有一定量的微量元素，但是如人体所需的微量元素已经满足，再补进去，多了就会在血流、细胞内沉积，导致微量元素

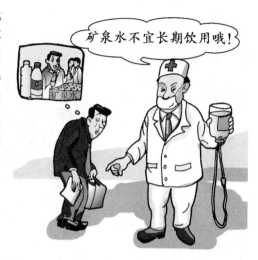

矿泉水不宜长期饮用哦!

代谢失调，增加肾脏负担，如易产生肾结石、尿道结石及胆结石等。所以说，矿泉水不应作为长期饮用的"健康水"。

8. 别让饮水机"藏污纳垢"

如今许多饮用纯净水或矿泉水的家庭或办公室都在使用饮水机。检测人员对饮水机的热水口、冷水口、内胆三个部位污染情况进行检测，发现饮水机如果不经常消毒，菌落总数会急剧增加！尤其是其内

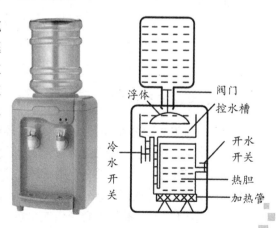

浮体　　　　阀门
　　　　　　控水槽
冷水开关　　开水开关
　　　　　　热胆
　　　　　　加热管

胆最易受污染。专家建议，饮水机每隔 1 个月要进行清洗消毒；夏天最好半个月清洗消毒一次，避免饮水机"藏污纳垢"，成为细菌藏身和繁衍之处。

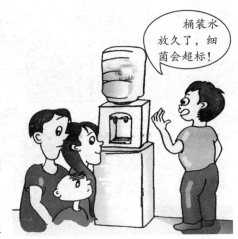

桶装水放久了，细菌会超标！

饮水机消毒的步骤是：

（1）拔下电源插头，取下水桶。先打开饮水机后面的排污管，排净水；再打开饮水开关，放掉饮水机内剩余的水。

（2）用酒精棉球擦拭饮水机内胆和盖子的内外侧。

（3）将消毒剂按比例要求溶解到水里，倒入饮水机内胆，填满，浸泡约 10 ～ 15 分钟。

（4）打开饮水机的所有开关，包括排污管和饮水开关，排净消毒液。再用清水连续冲洗饮水机整个内胆，并打开所有开关排净冲洗液体，直到闻不出任何气味才可以放心地使用。

9. 桶装水勿久置

《中国卫生检验杂志》曾发表过一篇关于桶装水微生物含量及饮水机微生物含量的检测报告。该报告证实，桶装水在开封饮用 5 天后，其卫生状况急剧下降；第 7 天的卫生合格率只有 20%；至第 10 天时，所有检测的桶装水菌落总数全部超标！

这是因为除了桶装水会经由饮水机发生二次污染之外，还由于桶装水并非密封的,人们不论是通过饮水机取用还是直接取用,取水时有多少水流出,就有多少等量的空气进入桶内。而即便是在清洁环境里,每立方米空气中也约有 4 000 个细菌,存放太久的桶装水难免会使细菌孳生。

因此,为避免桶装水发生二次污染,家庭应尽量选择小桶(11 升左右)的桶装水,开封后的桶装水应尽量在 7 天内喝完;开封 3 天后,尽量喝热水。

10. 直饮水还是烧开喝

在一些小区、公共场所或家庭里,有一种被称为"直饮水"的饮水器备受青睐。"直饮水",顾名思义就是人们可以直接饮用。然而,任何饮用水都要经过各种管道、阀门、水表才进入居民家中。而据抽样检测,管道、阀门、水表都容易溶出铅等有害物质,水质存在着"二次污染"的风险。因此,即便是拥有现代高科技水平的"直饮水",也只能做为临时饮用水,尤其是从社区供水站取用的"直饮水",由于量多一下子喝不完,久

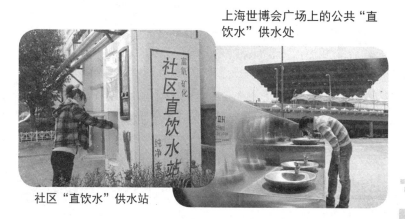

上海世博会广场上的公共"直饮水"供水处

社区"直饮水"供水站

置便与纯净水一样容易孳生细菌,不论是"直饮水"还是自来水,都不宜直饮,建议还是烧开饮用。

11. 井水饮用更要消毒

井水属于地下水,是农村尤其是北方内陆地区常用的饮用水水源。在农村,井水通常被划分为"甜水"和"苦水"(含钙、镁等矿物质较多的地下水)。在地下水普遍遭受到不同程度污染的今天,井水也难免被污染。因此,饮用井水一定要煮沸,或者经过消毒处理后再煮沸,千万不要直接饮用。

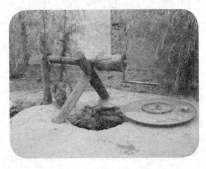

常用的对水井进行清洗消毒的方法,主要有以下三种:

方法一 先将水井掏干,清除淤泥,用清水冲洗井壁、井底,再淘尽污水。待水井自然渗水到正常水位后便投加漂白粉进行消毒。漂白粉投加量按井水量以 25～50 克/吨水有效氯计算,浸泡 12～24 小时后,抽掉井水,待水井自然渗水到正

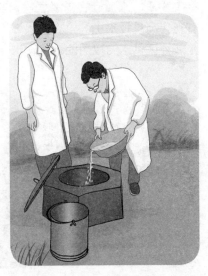

常水位后便可取用。

方法二 对水井一次性消毒：清除井内淤泥、冲洗淘尽污水后，按每平方米井壁泼洒 300～500 毫升漂白粉溶液（100 倍稀释液），消毒 1 小时后，淘尽消毒液。再待水井自然渗水到正常水位后，按正常消毒方法（方法一）消毒后，即可正常使用。

方法三 对井水持续消毒：取一只塑料瓶，在瓶体上开若干个小孔（按每立方米井水开 3 个孔计），孔径 0.2 毫米，内装约 25 倍一次性消毒投药计算用量的漂白粉，拧紧瓶口。然后，另取一只空瓶或木板作为浮标，用塑料绳将浮标与消毒瓶系上，投入井中。借助取水时的振荡，漂白粉不断渗出。一次投药一般可持续 10 天以上。

12. 灾害发生，饮水安全须有保障

当灾难性事故发生后，不少污染物质会进入水体扩散和沉降，饮用水水源会遭到污染。如果贸然饮用那些被污染的水，势必会"雪上加霜"，"灾上加灾"。因此，一旦发生各种灾难性事故，保障饮水安全十分重要。

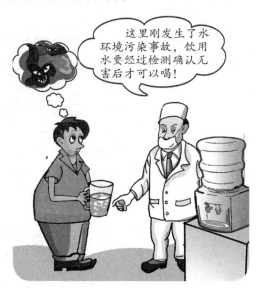

□污染事故现场的水不能随便喝

突发性水环境污染事故,尤其是有毒有害化学品的泄漏事故,往往会对水生生态环境造成极大的破坏,并直接威胁人民群众的生命安全。因此,在环境污染事件发生的区域及周边地区的饮用水水源不可随便动用或取用,应当耐心等待环境污染事件处理部门经过检测确认无害后,方可以饮用。

□洪灾袭来不喝浑浊水

洪涝灾害发生后,洪水里夹杂着许多人畜粪便、畜禽尸体等,生水可能含有大量致病微生物,人饮用受污染的生水易引起肠道传染病的传播,如细菌性痢疾、甲肝、伤寒副伤寒、霍乱、群体性腹泻、食物中毒等。因此,千万不要饮用浑浊的生水,即便是要喝水,至少也要饮用烧开了的水,这是灾害期间最简便易行的卫生用水,应该大力提倡。与此同时,洪灾后要及时修复被洪水破坏的饮用水设施,并于启用前进行一次全面、彻底的清洁消毒工作。

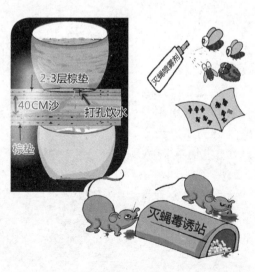

□地震发生时更要饮水安全

地震过后,水的饮用不当可能引发一系列健康问题。因此必须在抗震救灾的同时做到安全饮水。

（1）尽可能饮用开水

抗震救灾过程中，为防止肠道传染病的爆发流行，不要喝河滨生水，应当尽可能饮用开水或卫生指标合格的瓶装水，严禁饮用未经消毒的水。

（2）饮水净化消毒有五招

煮沸消毒：将水放入干净容器，煮沸后饮用。这是最简单、最有效的保障饮水安全的方法。

如果没有合适的水源水，也可采集干净的冰、雪融化水，用粗布等初步过滤，然后煮沸饮用或消毒后饮用。

个人饮水消毒：在水壶（或1升水）

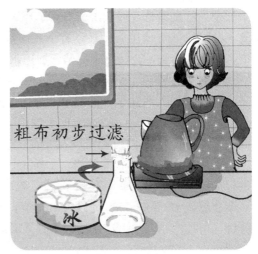

粗布初步过滤

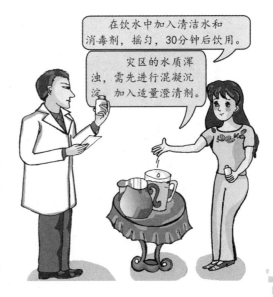

在饮水中加入清洁水和消毒剂，摇匀，30分钟后饮用。

灾区的水质浑浊，需先进行混凝沉淀，加入适量澄清剂。

中加个人饮水消毒片或双层消毒丸 1 片（丸），振摇 1 分钟，放置 5 分钟，即可饮用；如果没有个人饮水消毒剂，可使用其他类型的饮水消毒剂，按照说明消毒饮用水。

群体饮水消毒：需要由专人负责，根据人数在不同容积的干净容器中加入清洁水，并加入消毒剂，摇匀，30 分钟检测游离余氯达到 0.5 ～ 1.0 毫克 / 升即可饮用；如果没有余氯检测条件，则在消毒后的水中闻到淡淡的漂白粉（氯气）味道也可。

浑浊水的快速净化与消毒：如果灾区的水质浑浊，需要先进行混凝沉淀，一般加入适量的明矾、硫酸铝或碱式氯化铝（又名聚合氯化铝)等澄清剂,剩后快速搅拌 1 分钟,静止沉淀 5 ～ 20 分钟，可使浑水变清；净化后的水必须消毒后才能饮用。